AF322431

DÉSINFECTION

LA

VOITURE SANITAIRE

DU

DÉPARTEMENT DE LA SEINE-INFÉRIEURE

*Poste complet et mobile
outillé spécialement pour la désinfection en fin de maladie.*

PAR

Le Dr Charles OTT

Inspecteur départemental de l'hygiène publique
dans la Seine-Inférieure.

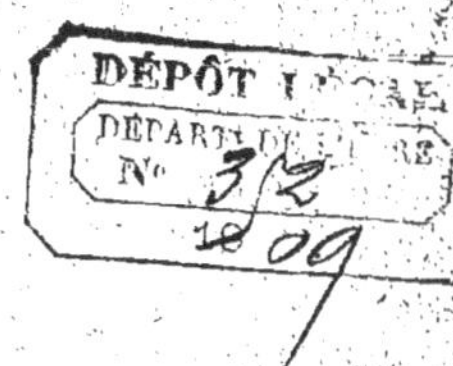

(Extrait de l'**Hygiène générale et appliquée**
N° d'Octobre).

PARIS

OCTAVE DOIN ET FILS, ÉDITEURS

8, PLACE DE L'ODÉON, 8

1909

DÉSINFECTION

LA VOITURE SANITAIRE

DU DÉPARTEMENT DE LA SEINE-INFÉRIEURE

POSTE COMPLET ET MOBILE, OUTILLÉ SPÉCIALEMENT
POUR LA DÉSINFECTION EN FIN DE MALADIE

Par le Dʳ Charles OTT,
Inspecteur départemental de l'hygiène publique dans la Seine-Inférieure.

La voiture sanitaire en usage dans le département de la Seine-Inférieure constitue à elle seule un poste de désinfection mobile et complet et est destinée à assurer la désinfection finale et totale en surface et en profondeur.

Avant d'entrer dans la description de ce poste de désinfection ambulant, je tiens à préciser que dans mon esprit la désinfection finale ne constitue qu'un épisode dans la lutte contre les maladies transmissibles, épisode, suis-je tenté d'écrire, le moins intéressant et le moins utile. Pratiquement j'attache une importance bien autrement grande à la désinfection en cours de maladie. C'est par elle, et par elle seule, qu'on arrivera à enrayer la propagation des maladies transmissibles. La désinfection en fin de maladie ne constitue en quelque sorte qu'un *coup de balai final qui rend, assainis, à l'usage commun les locaux et le mobilier contaminés par le malade.*

Si l'on me mettait dans l'obligation d'opter pour l'une ou l'autre forme de désinfection, je sacrifierais sans hésiter la désinfection finale, contrairement à ce qui a été fait un peu partout, où l'on a surtout eu en vue cette désinfection finale, et où l'on s'est peut-être par trop désintéressé de la désinfection en cours de maladie.

Ceci dit, je reviens à la description de la voiture sanitaire.

Parmi tous les appareils à désinfection basés sur l'utilisation des vapeurs d'aldéhyde formique, celui qui me parut le plus simple, le plus pratique, le plus propre à assurer un service public, est l'appareil dénommé Fumigator, et bien connu actuellement. Ce fut lui que je proposai à la commission spéciale d'organisation, et qui fut adopté par elle.

En principe donc, au moment de la désinfection finale, totale, la désinfection en surface se fera par l'action de l'aldéhyde formique produit par les cartouches dénommées Fumigator, à base de trioxyméthylène pur, et la désinfection en profondeur se fera grâce à l'étuve démontable Gonin utilisant les mêmes cartouches.

Mais, on sait que l'emploi de l'aldéhyde formique pour la désinfection des locaux nécessite une condition essentielle qui est l'herméticité absolue du local envisagé, obtenue par l'occlusion, à l'aide de papier gommé, de toutes les fissures, fentes, orifices de serrures, etc., pouvant donner issue au gaz désinfectant.

Si, dans les constructions urbaines, l'étanchéité des pièces peut être facilement obtenue, il n'en est pas de même dans la plupart des constructions rurales.

La présence dans presque toutes les maisons rurales des immenses cheminées de campagne, l'absence d'un double plafond, la fermeture incomplète des portes, la construction des murs en pisé, sont autant de conditions qui s'opposent à l'occlusion absolue de la pièce à désinfecter.

Dans ces cas, où la désinfection par les vapeurs d'aldéhyde formique est pratiquement impossible, la désinfection se fera à l'aide de pulvérisations d'eau de chaux fraîchement préparée, suivant la formule du Conseil supérieur d'hygiène de France, Ce reblanchissement des plafonds et des murs, qui constitue un excellent procédé microbicide, aura de plus le grand avantage d'être admirablement accueilli et par les locataires et par les propriétaires. Dans les mêmes cas, la désinfection des placards, armoires, se fera par une pulvérisation-lavage à la solution forte de crésylol sodique. La désinfection du sol, lorsque le sol sera planchéié ou carrelé, sera obtenue par un lavage copieux avec de l'eau de Javel diluée et par une large imbibition à l'eau de chaux, lorsque le sol de la pièce sera constitué par de la terre battue.

Ces principes posés, comment transportera-t-on à pied d'œuvre le matériel nécessaire à ces diverses opérations?

La *voiture sanitaire*, dont la reproduction photographique se trouve ci-joint, répond à tous les besoins (fig. 1).

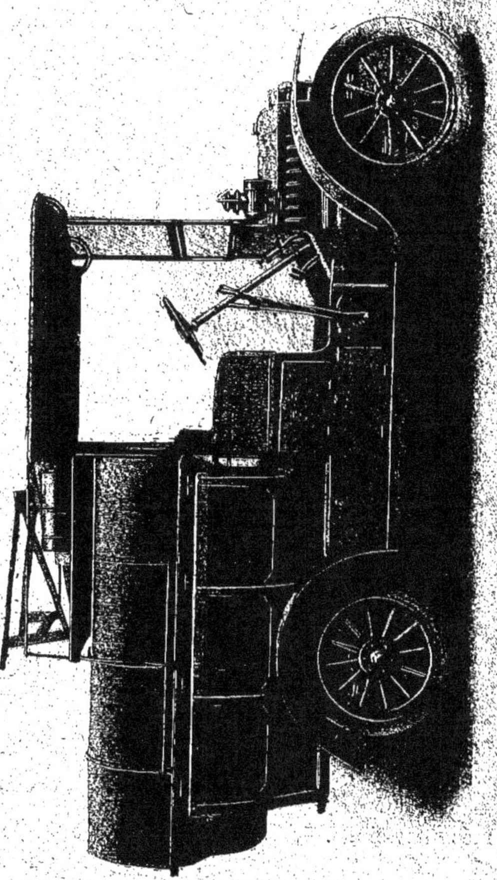

Fig. 1. — La voiture sanitaire en « ordre de marche ».

Elle comporte, en effet :

Une étuve démontable Gonin ;

Deux pulvérisateurs, l'un pour le crésylol sodique, l'autre pour le lait de chaux ;

Des seaux pour divers usages ;

Une petite étuve pour la désinfection des vêtements des désinfecteurs;

Un approvisionnement suffisant de crésylol sodique, de chaux éteinte, de fumigators[1], etc.;

Toutes les pièces des vêtements spéciaux à l'usage des agents de désinfection;

Des enveloppes pour le transport sans danger des matelas et autres objets de literie.

Cette voiture sanitaire, construite par la maison de Dion-Bouton, sur mes indications quant à la carrosserie spéciale qu'elle comporte, constitue un poste de désinfection complet et ambulant. Avec le matériel qu'elle porte, il est possible de faire rapidement, sans perte de temps, une désinfection efficace, en surface comme en profondeur, d'un local quelconque et de son contenu, quel que soit le milieu social des occupants et quelles que soient les conditions d'aménagement que l'on puisse rencontrer dans la pratique.

Le poids total de cette voiture sanitaire, avec tous ses accessoires et ses approvisionnements, oscille autour de 1.500 kilogrammes. On voit par conséquent que son transport sera des plus faciles et des moins onéreux.

Son prix, y compris l'étuve et ses accesoires, est de 9.500 francs.

Elle est actionnée par un moteur monocylindrique de neuf chevaux et munie d'un essieu démultiplicateur. L'expérience personnelle acquise par l'usage pendant de nombreuses années des monocylindres de Dion-Bouton, usage poursuivi dans des conditions analogues à celles dans laquelle se trouvera la voiture sanitaire, m'a amené à faire choix de ce type de moteur. Les résultats obtenus depuis la mise en service de la voiture sanitaire dans le département de la Seine-Inférieure n'ont pas démenti mes prévisions. La vitesse moyenne obtenue oscille entre 25 et 30 kilomètres à l'heure suivant l'état du temps et des routes. Sa robustesse n'a rien laissé à désirer et a étonné bien des gens.

Elle comprend tout d'abord, supporté par une sorte de ber-

---

1. L'approvisionnement normal de la voiture ne comporte pas d'eau de Javel. Ce produit, qui se trouve partout, sera acheté sur place par l'agent de désinfection.

ceau, l'étuve Gonin, montée sur galets. Pour le fonctionnement, il est inutile de détacher complètement l'étuve de la voiture, il suffit de la faire rouler sur les rails jusqu'à l'extrémité du berceau et de supporter l'autre extrémité libre de l'étuve sur un chevalet (voir figure 2). Dans le cas toutefois où il y aurait lieu de détacher l'étuve complètement de la voiture,

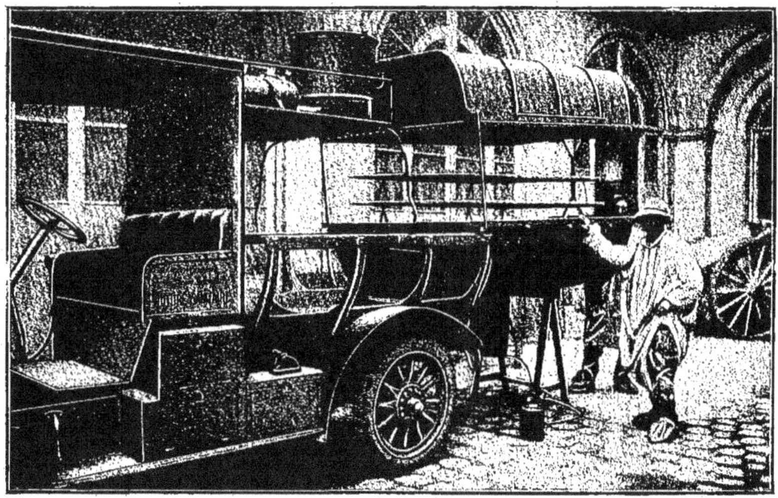

Fig. 2. — La voiture sanitaire en « fonctionnement ».

deux autres chevalets ont été prévus, permettant par exemple d'introduire l'étuve dans une chambre.

A ce sujet, voici ce que je pense de ce mode de procéder.

D'une manière générale, l'introduction d'une étuve à désinfection dans la chambre contaminée ne permet de procéder à la désinfection de la chambre elle-même qu'après que l'étuve en aura été extraite. Il en résulte :

1° Une prolongation considérable de la durée des opérations : ce qui dans un service public se traduit par une augmentation correspondante de dépenses ;

2° L'obligation, au moment de l'ouverture de l'étuve, d'introduire les objets désinfectés dans un milieu infecté et par conséquent la possibilité de les réinfecter ;

3° L'infection de l'étuve elle-même et de ses accessoires nombreux; quelque puéril que paraisse ce dernier point, je ne crois pas qu'il serait indifférent au lecteur qui sourit peut-être en me lisant, de voir introduire chez lui une étuve et ses accessoires, au sortir d'un local où vient de séjourner un diphtérique, un scarlatineux ou un tuberculeux.

En second lieu j'estime que, pour parler d'introduire et d'installer une étuve à désinfection dans une chambre de malade, il faut n'avoir jamais pénétré dans une maison d'ouvrier, de commerçant ou même de bourgeois. La place y manque. Lorsque dans une pièce de $2^m,60$ sur 3 mètres, ou de 3 mètres sur 3 mètres, dimensions de la plupart des pièces habitées par le peuple, se trouvent un lit, une armoire, une chaise, une table de nuit et une table de toilette, je ne vois pas la possibilité d'y introduire encore une étuve dont les dimensions sont forcément égales ou supérieures à celles du lit. C'est encore là une de ces idées écloses, comme tant d'autres en matière d'hygiène, dans le cerveau de quelque hygiéniste en chambre.

On dit bien que les étuves démontables « en 36 morceaux » sont plus facilement transportables. Malgré tout je reste sceptique : l'étuve en elle-même n'est jamais bien encombrante ; ce qui est encombrant, ce sont les accessoires, ce sont surtout les approvisionnements. Au surplus, et j'en appelle à l'opinion de tous ceux qui s'en sont servis, plus une étuve comporte de parties, plus son étanchéité devient difficile à réaliser, et il ne faut pas oublier que l'étanchéité est la condition essentielle et indispensable de l'efficacité d'action des vapeurs d'aldéhyde formique. C'est cette étanchéité que les montages et démontages multipliés et incessants ont bien vite fait de rendre illusoire. Alors... je laisse au lecteur le soin de conclure.

On a dit également que l'introduction des étuves dans la chambre même du malade rendait la désinfection discrète. Voici ce que je pense de ce côté de la question.

De l'expérience personnelle que j'ai acquise, et tous les médecins praticiens, et tous les praticiens de l'hygiène seront, je crois, de mon avis, résulte pour moi l'impression très nette qu'en fait de maladie contagieuse le secret professionnel pourrait être plus justement appelé le secret de polichinelle.

Voyez ce qui se passe lorsqu'un cas de maladie transmissible vient à se produire. Aussitôt que le diagnostic du médecin est posé, l'entourage immédiat du malade le connaît ; les indiscrétions volontaires ou non de cet entourage, ou des employés, propagent aussitôt ce diagnostic ; les fournisseurs le connaissent dès le lendemain ; tout le voisinage en est informé dès le surlendemain. Il est alors bien indifférent à l'opinion publique

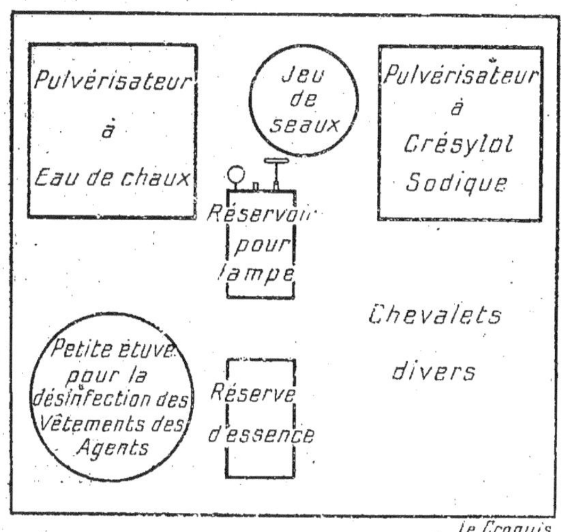

Fig. 3.

de savoir que la désinfection sur laquelle elle compte à tort ou à raison, se fera en catimini ; ce qui lui importe, pour ne pas s'émotionner, c'est de savoir que la désinfection se fera, c'est de savoir que la désinfection s'est faite. Et lorsque, dans une organisation comme celle du département de la Seine-Inférieure, la désinfection finale est le dernier acte de toute une série de mesures prophylactiques, peu importe à l'opinion de voir stationner pendant trois ou quatre heures une voiture sanitaire devant une maison ; loin d'en être impressionnée, car elle connaît depuis longtemps l'existence de ce cas de maladie contagieuse, elle en sera au contraire tranquillisée, car elle aura acquis la certitude que tout a été fait pour éviter la contagion.

Mais revenons à notre voiture sanitaire.

En glissant sur ses rails, l'étuve met à découvert le double fond qui constitue la partie inférieure de la carrosserie. Ce double fond est aménagé spécialement pour le transport des accessoires qui ne sont utilisés qu'avec l'étuve. Tous les produits liquides sont renfermés dans des flacons carrés, dits de marine, de 500 grammes.

Au-dessus de l'étuve, et attenante au dais qui protège le conducteur contre les intempéries, se trouve une galerie sur laquelle sont arrimés les objets suivants :

Un pulvérisateur pour l'eau de chaux ;

Un pulvérisateur pour le crésylol sodique ;

Un jeu de seaux ;

Un réservoir de pétrole pour la lampe Primus ;

Une petite étuve pour la désinfection des vêtements de protection du désinfecteur ;

Les chevalets divers.

La figure 3 reproduit cette plate-forme avec ses accessoires, arrimés pour le transport.

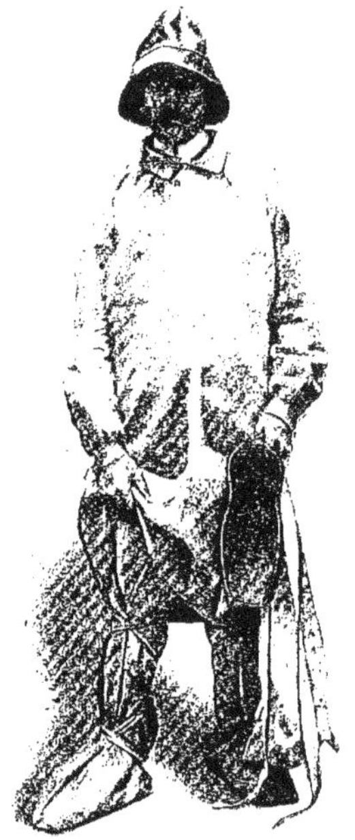

Fig. 4. -- Habillement de désinfecteur.

De chaque côté de la voiture, sur le marchepied, se trouvent trois coffres, visibles sur les figures 1 et 2, et renfermant :

Deux coffres : Fumigators ;

Un coffre : Enveloppes pour matelas ;

Deux coffres : Blouses, bottes spéciales, couvre-chef ;

Un coffre : Objets de toilette de l'agent.

L'habillement des agents est constitué par une blouse en forte toile, une paire de bottes de forme spéciale, un couvre-chef (le modèle adopté est la copie du suroit des marins, et a été adopté parce qu'il s'adapte à toutes les têtes, quelle qu'en soit la circonférence, ce qui simplifie l'approvisionnement).

Il est classique de prévoir dans l'habillement des agents de désinfection un pantalon et des chaussures spéciales. J'ai préféré faire établir par la maison Gonin le modèle de bottes qu'on verra sur la figure 4. Il est constitué par une semelle

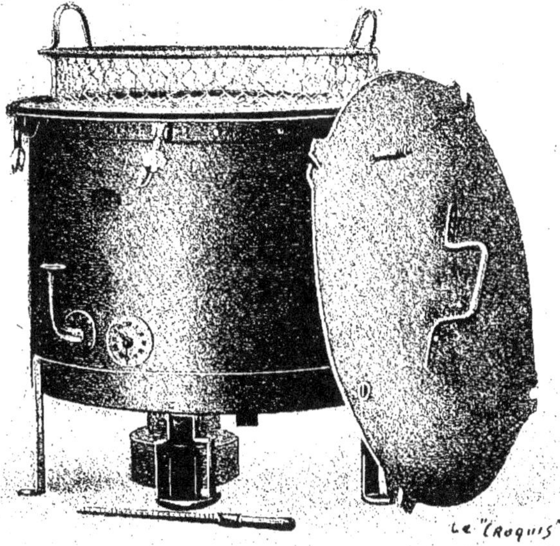

Fig. 5. — Petite étuve à aldéhyde formique réservée à la désinfection des vêtements de protection de l'agent.

en cuir fort sur laquelle est cousu une sorte de sac haut de 80 centimètres. L'agent introduit dans ce sac son pied chaussé et sa jambe revêtue de son pantalon ordinaire. Un fort ruban fixé au talon se croise sur le cou-de-pied et remonte en s'entre-laçant jusqu'au-dessus du genou et produit l'adhérence de cette botte. La marche, dans ces conditions, est des plus faciles. Ce dispositif évite le changement de pantalon et de chaussures de l'agent.

On a pu remarquer sur la plate-forme de la voiture une « petite étuve pour la désinfection des vêtements de protection du désinfecteur ». Voici la description de cette étuve que j'ai fait construire par la maison Gonin (fig. 5 et 6).

Un récipient métallique à fermeture hermétique par joint en caoutchouc et trois écrous à oreilles renferme un panier en toile métallique à larges mailles, destiné à contenir les effets à désinfecter. Un espace annulaire de plusieurs centimètres est ménagé entre la paroi intérieure et le panier, pour faciliter la

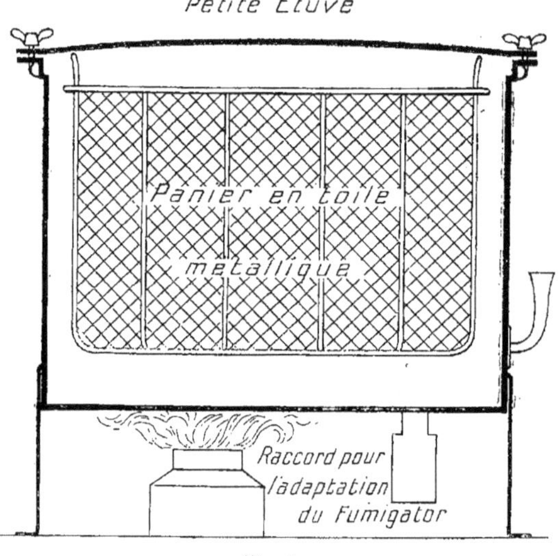

Fig. 6.

circulation de l'air chaud saturé d'humidité. La saturation est obtenue par l'introduction d'une petite quantité d'eau au moment de l'emploi. Dix à quinze minutes sont suffisantes pour l'obtention d'une température de 60°. Un ajutage permet l'adaptation du fumigator spécial ; cet ajutage peut être obturé, après combustion du fumigator, par un bouchon hermétique.

Il est classique également d'admettre que, lorsque les agents de désinfection ont terminé leur désinfection, ils introduisent comme dernier objet dans l'étuve les blouses et autres vêtements qui les ont protégés. Dans la pratique, les agents se trouvent placés dans l'une ou l'autre des deux alternatives suivantes : ou bien attendre, pour mettre en marche l'étuve à désinfection, que la désinfection de tous les locaux soit terminée, ou bien ne pas désinfecter leurs blouses. Dans le premier cas, il en résulte une perte de temps considérable ; dans le second, qui, je crois, est le plus fréquent, il peut en résulter de graves inconvénients pour la santé publique.

Voici comment nous avons tourné la difficulté : en arrivant à pied d'œuvre, l'agent revêt son costume spécial, procède au chargement de l'étuve, la met en marche, surveille le chauffage jusqu'au moment où la température propice est atteinte, puis enflamme les fumigators et règle convenablement l'appareil de chauffage pour maintenir la température réglementaire. A partir de ce moment, pendant un laps de temps de deux heures (période obligatoire d'action des vapeurs d'aldéhyde formique), l'agent devient disponible et peut procéder à la désinfection des locaux, soit par l'obtention de l'herméticité et l'allumage de fumigators, soit par la pulvérisation des murs et plafonds, suivant le cas. Deux heures sont en général largement suffisantes pour cela. Puis la désinfection des locaux terminée, l'agent fait une première toilette de ses mains et de sa figure, enlève ses vêtements de protection, les introduit dans la petite étuve en question, refait une deuxième toilette après laquelle il allume la lampe à alcool destinée à chauffer cette étuve. Pendant que cette étuve chauffe, il a le temps d'ouvrir la grande étuve et d'en retirer les objets désinfectés. Puis la température de la petite étuve s'étant suffisamment élevée pendant les dix ou quinze minutes qui viennent de s'écouler, il allume un petit fumigator spécial, dont le contenu a été proportionné à la capacité de l'étuve. La combustion demande quelques minutes, qu'il met à profit pour réarrimer tous les objets qui lui ont servi, et il est prêt à partir pour une nouvelle désinfection, en revêtant des vêtements stérilisés de rechange, dont la voiture est munie en nombre suffisant. Les vapeurs d'aldéhyde formique resteront ainsi en vase clos en contact avec les vêtements contaminés, pendant un laps de temps qui ne sera jamais inférieur à quatre heures en moyenne, temps largement suffisant pour en assurer la désinfection.

La voiture sanitaire dont je viens de faire la description constitue donc bien un poste complet et mobile pour la désinfection finale. Avec les divers accessoires qu'elle porte il est possible de faire en n'importe quel milieu une désinfection efficace.

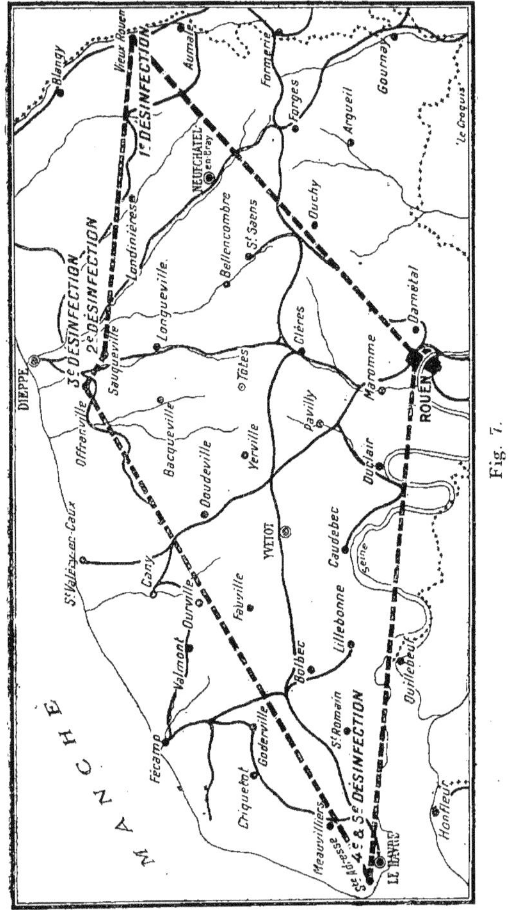

Fig. 7.

Un exemple pour synthétiser en quelque sorte son emploi.
Le 23 avril 1909 l'inspection départementale des services d'hygiène est informée par un télégramme de M. le sous-préfet de Dieppe de l'existence à T..., d'un cas de méningite cérébro-spinale. M'étant transporté immédiatement sur les lieux, suivi

à une heure d'intervalle par la voiture sanitaire, j'assistai à l'évacuation sur l'hôpital de Dieppe du malade ; la voiture sanitaire qui me suivait procéda immédiatement aux désinfections nécessaires. Si bien qu'en l'espace de quelques heures, instructions à l'entourage, isolement du malade, désinfection des locaux et du mobilier purent être obtenus. Et le cas resta isolé.

L'emploi de cette voiture sanitaire permet en outre de restreindre dans une large mesure le nombre des postes de désinfection : après expérience acquise, cette voiture est en mesure de faire, déduction faite des dimanches et jours fériés, des jours de nettoyage et de réparations, au bas mot 500 désinfections par an.

Si bien qu'en l'état actuel des déclarations médicales, 1.500 par an, pour un département aussi peuplé que l'est la Seine-Inférieure où, sur une population totale de 863.879 habitants, 589.361 sont justiciables du service de désinfection, trois voitures sanitaires sont suffisantes pour tout le département.

Je ne puis résister au désir de mentionner ici une feuille de service de cette voiture où 5 désinfections furent faites en quarante-huit heures au cours d'un parcours de plus de 250 kilomètres (fig. 7).

Enfin, cette voiture sanitaire trouverait encore son utilisation dans le service de santé militaire, non pas tant pour la prophylaxie des malaies transmissibles que pour la stérilisation sur place des objets de pansement usagés ou de fortune.

Les exigences de l'antisepsie et de l'aseptie chirurgicales sont en effet d'une exigence et d'une intransigeance telles qu'une des questions les plus importantes et peut-être des plus angoissantes qu'aura à résoudre en temps de guerre le service de santé aux armées, sera la question du réapprovisionnement des diverses formations sanitaires, en objets de pansement stériles.

L'adjonction à certaines de ces formations d'une voiture sanitaire analogue à celle que je viens de décrire permettrait non seulement d'utiliser de nouveau rapidement les objets de pansement ayant déjà servi, mais encore d'utiliser sans danger pour les blessés les objets de pansement de toute nature, improvisés ou réquisitionnés sur place, et dont l'emploi ne peut être fait actuellement, étant donnée l'impossibilité d'en assurer sur place et rapidement la stérilisation.

Extrait de *L'Hygiène Générale et Appliquée*,
du 15 octobre 1909.

ÉVREUX, IMPRIMERIE CH. HÉRISSEY, PAUL HÉRISSEY, SUCC^r